ÉTUDES PHYSIQUES ET CHIMIQUES

DES

EAUX MINÉRALES

ET THERMALES

DE CHATEAUNEUF

(PUY-DE-DÔME)

PAR M. JULES LEFORT

PHARMACIEN A PARIS

Ex-pharmacien interne, lauréat des hôpitaux
civils de Paris, membre titulaire de la Société d'hydrologie médicale,
de la Société de pharmacie, de la Société des sciences
médicales de Paris, et correspondant de la Société des sciences
médicales de Gannat (Allier)

PARIS

IMPRIMERIE DE PILLET FILS AINÉ

RUE DES GRANDS-AUGUSTINS, 5.

1855

ÉTUDES PHYSIQUES ET CHIMIQUES

DES

EAUX MINÉRALES

ET THERMALES

DE CHATEAUNEUF

(PUY-DE-DÔME)

ÉTUDES PHYSIQUES ET CHIMIQUES

DES

EAUX MINÉRALES

ET THERMALES

DE CHATEAUNEUF

(PUY-DE-DÔME)

PAR M. JULES LEFORT

PHARMACIEN A PARIS

Ex-pharmacien interne, lauréat des hôpitaux
civils de Paris, membre titulaire de la Société d'hydrologie médicale,
de la Société de pharmacie, de la Société des sciences
médicales de Paris, et correspondant de la Société des sciences
médicales de Gannat (Allier)

« Si l'on considère qu'il peut exister dans
« les eaux plusieurs autres substances qu'on
« ne soupçonnait pas autrefois, on en tirera
« cette conséquence qu'il faut refaire l'ana-
« lyse, du moins des principales eaux mi-
« nérales, dans l'intérêt de la science médi-
« cale. »
M. THÉNARD (*Eau du mont Dore*, etc.).

PARIS

IMPRIMERIE DE PILLET FILS AINÉ

RUE DES GRANDS-AUGUSTINS, 5.

1855

ÉTUDES PHYSIQUES ET CHIMIQUES

DES

EAUX MINÉRALES

ET THERMALES

DE CHATEAUNEUF

(PUY-DE-DÔME)

Les eaux minérales et thermales, dont j'entreprends de faire connaître les propriétés physiques et la composition chimique, sont situées à Châteauneuf, petite commune de 935 habitants du département du Puy-de-Dôme et de l'arrondissement de Riom. Elles sont à la distance de deux myriamètres de Clermont-Ferrand et de vingt-quatre kilomètres de Riom.

La route principale actuelle qui conduit à Châteauneuf offre au voyageur des points de vue qu'il ne peut s'empêcher d'admirer. En approchant davantage, un immense panorama se découvre à l'horizon. De toutes parts des montagnes très-élevées, sur lesquelles végètent avec peine quelques rares arbrisseaux, le buis, par exemple, surplombent de profondes vallées et d'étroits ruisseaux qui, dans les temps d'orages, se convertissent en véritables torrents. Il n'y a pas très-longtemps encore, tous les malades, pour lesquels la marche était impossible, étaient obligés de gravir les montagnes les plus élevées en litière ou sur des mulets. Pour y arriver maintenant, il faut encore descendre, mais en voiture, une montagne escarpée, par un chemin étroit, taillé à vif dans le roc et formant six ou sept zigzags très-rapprochés les uns des autres. C'est seulement là, du sommet de cette montagne, que l'on aperçoit dans un riant vallon, arrosé par la rivière de la Sioule, et perdu en quelque sorte dans les rochers, l'établissement et les principaux hôtels de Châteauneuf. Dans le moment où nous écrivons ces lignes, une nouvelle route départementale, joignant à Riom la route impériale de Paris à Perpignan est en voie d'exécution. Ce nouveau moyen de communication ne contribuera pas peu à la facilité du transport qui, jusqu'à présent, laissait beaucoup à désirer.

Toutes les sources dont il est question ici sourdent, au pied ou sur le versant des rochers qui forment à droite et à gauche les rives de la Sioule ; elles sont disséminées dans les hameaux du *Coin*, des *Méritis*, de la *Chaux*, des *Bordats* et du *Chambon*, qui occupent ensemble un espace de 3 kilomètres environ.

Le sol sur lequel sont placés ces hameaux est excessivement remarquable par l'aridité de ses montagnes, l'aspect imposant de ses sites et la fertilité de ses prairies. Il est formé de roche porphyrique et de roche granitique. La première se trouve surtout sur la rive droite, et la seconde sur la rive gauche de la Sioule ; c'est précisément au point de contact de ces deux roches que jaillissent les sources plus ou moins alignées le long de la rivière qui, dans une partie de son cours, partage ainsi le granit du porphyre.

Il existe actuellement quatorze sources captées qui, par leurs propriétés, rendent de grands services à la thérapeutique. Mais leur nombre est encore plus considérable, car de toutes parts, et jusque dans le lit de la rivière, l'eau minéralisée accuse sa présence par des dégagements gazeux qui se font jour à travers les fissures des rochers. Aussi la plupart des fouilles que l'on entreprend mettent-elles des sources à jour.

Plusieurs, comme celles qu'on rencontre dans le hameau des *Méritis* et dans celui des *Bordats*, sont renfermées dans un périmètre si restreint que l'on ne peut s'empêcher d'admettre qu'elles proviennent d'une même origine, et cependant leurs propriétés physiques et chimiques sont assez différentes. Se chargent-elles ou se dépouillent-elles, en arrivant sur le sol, de quelques-uns de leurs principes minéralisateurs? C'est là une question du ressort de la géologie que nous abandonnons aux hommes plus compétents que nous.

L'établissement principal de Châteauneuf, que nous prendrons pour point de départ de nos recherches, est situé sur les bords de la rive gauche de la Sioule. Il est abrité de tous les côtés par une ceinture de montagnes très-élevées. Aussi l'atmosphère y est-elle ordinairement très-calme et la température peu variable. Sous l'influence de l'air que l'on respire, il semble que tous les rouages de l'organisme fonctionnent avec plus de plénitude et de liberté. Ainsi le pouls acquiert plus de force, la respiration se régularise, l'appétit devient excessif et la transpiration abondante.

Les eaux minérales et thermales de cette partie de l'Auvergne sont connues depuis fort longtemps. Le docteur Colin de Saint-Gervais paraît être le premier médecin qui a été appelé à les diriger; puis est venu, en 1831, un homme dont le pays n'oublie pas la vaste érudition, le désintéressement, l'homme de bien en

un mot, le docteur Salneuve, de regrettable mémoire,
et enfin, en 1845, M. le docteur Penissat, auquel la
disposition des piscines actuelles est redevable de ses
principales améliorations. En effet, avant M. Penissat,
les piscines étaient loin d'être établies comme elles sont
maintenant. Ainsi, le bain était généralement pris en
commun, hommes et femmes étaient plongés ensemble
dans la même eau. Ce médecin inspecteur comprit de
suite ce qu'un pareil état de choses présentait de con-
traire à la décence et de gêne pour les baigneurs. Sur
ses conseils, les piscines les plus spacieuses furent
divisées en deux compartiments, de manière à faire
deux salles distinctes, l'une pour les hommes, l'autre
pour les femmes. Pour les établissements qui ne contiennent qu'une piscine trop étroite pour être divisée,
voici, d'une manière générale, comment il fit donner
les bains. De quatre à six heures du matin, la piscine
est mise à la disposition des hommes, et de six à huit
heures, pour les femmes. On vide complétement la
piscine, et on la nettoie pour les bains du soir. De
midi à trois heures, les femmes commencent, pour faire
place ensuite aux hommes, jusqu'à cinq ou six heures
du soir. On vide et on nettoie de nouveau la piscine
pour les bains du lendemain.

La composition chimique des sources de Châteauneuf
a exercé à plusieurs reprises différentes la sagacité des
chimistes et des médecins. Voici l'ordre dans lequel
ces travaux ont été exécutés.

M. Bertrand père, auquel l'hydrologie est redevable
de si intéressants travaux, est le premier qui se soit
occupé, vers l'année 1810, de la composition de ces
eaux. Mais comme il se contente seulement de faire connaître pour plusieurs le nom des substances qui y sont

contenues, son travail ne tarda pas à être repris et complété par Vallet, habile pharmacien de Paris. Dans son travail, exécuté avec beaucoup de soin et de talent, Vallet fit connaître la composition de douze sources différentes qui existent encore. En 1828, Trahan examine qualitativement la source de Chambon-Lagarenne, à peu près perdue actuellement. Les progrès incessants que faisait alors l'analyse chimique, donnèrent à M. Lecoq (1), pharmacien et professeur d'histoire naturelle à Clermont-Ferrand, et au docteur Salneuve, alors inspecteur, l'idée de refaire l'analyse de plusieurs sources. Ces expériences ont été imprimées dans une brochure de Salneuve (2), aussi remarquable par le style avec lequel elle est écrite que par les observations physiques, chimiques et médicales qui y sont consignées; enfin le docteur Nivet, de Clermont-Ferrand, publia dans le cours de l'année 1845 une notice sur ces eaux, dans laquelle il fait connaître : 1° les résultats qu'il a obtenus de l'analyse de l'eau du grand bain chaud; 2° la quantité de résidu provenant de l'évaporation d'un litre d'eau de cinq sources différentes.

Lorsqu'on compare les résultats obtenus par chacun de nos devanciers avec les nôtres, on est étonné de trouver des discordances quelquefois assez grandes. Ces différences proviennent évidemment de deux causes : la première, des méthodes analytiques employées alors; on n'ignore pas, en effet, que l'analyse chimique des eaux minérales a fait et fait surtout de

(1) Je saisis avec empressement cette occasion pour exprimer à M. Lecoq tous mes remerciements pour les renseignements qu'il a bien voulu me fournir.

(2) *Essai sur les eaux de Châteauneuf*, brochure in-8°. Gannat 1834, et Clermont-Ferrand 1851.

nos jours des progrès très-sensibles. Beaucoup de substances (iode, brôme, arsenic, manganèse, matières organiques) sont venues grossir la liste des principes fixes, et tout porte à croire que les découvertes en ce genre ne s'arrêteront pas là; la seconde, des modifications que les eaux minérales subissent par suite du temps. En général, l'eau ne change pas de nature, mais la somme de ses principes minéralisateurs est sujette à varier, soit sous l'influence des révolutions terrestres, soit par suite de son mélange avec d'autres sources avoisinantes et souterraines.

Toutes ces raisons nous ont donc fait penser qu'il serait intéressant de recommencer l'analyse des eaux de Châteauneuf et de faire connaître la composition des sources qui n'ont été l'objet d'aucun examen. Un séjour de deux semaines à cet établissement nous a permis de faire aux sources mêmes tous les travaux nécessaires et de recueillir les observations indispensables dans ce genre d'étude; je ne saurais trop, à cet effet, remercier M. le docteur Penissat pour le zèle empressé qu'il a mis à me seconder.

Je n'entrerai pas dans tous les détails des procédés que nous avons mis en usage. Nous nous contenterons de dire que nous avons suivi la marche indiquée dans nos principaux traités d'analyse chimique.

Après une exposition aussi succincte que possible de l'analyse qualitative, nous ferons connaître les résultats de l'analyse quantitative.

Les résultats que nous avons obtenus seront présentés de deux manières différentes. Dans la première, nous signalerons la somme, pour un litre d'eau, des corps simples, des acides et des oxydes; dans la seconde, la composition hypothétique des combinaisons salines en suivant la loi des affinités chimiques, telle que l'état actuel de la science le comporte.

Ce système, déjà adopté par plusieurs chimistes, vient d'être mis en pratique par M. Bouquet dans son beau travail sur les eaux de Vichy. C'est là, bien évidemment, l'exposition la plus simple et qui se rapproche le plus des données de la science. Ce mode présente, sur tous les autres, l'avantage immense de permettre le contrôle, à peu près impossible lorsqu'on se contente de signaler la nature et le poids des combinaisons que l'on *suppose* exister dans les eaux minérales.

Nous avons pris aussi le soin de déterminer avec la plus grande exactitude la densité de l'eau de toutes les sources. Ce détail d'analyse, que nous croyons trop souvent négligé par les chimistes, fournit des indications précieuses lorsqu'il s'agit de comparer le poids des principes fixes que contiennent les eaux de même localité. Tout le monde sait en effet qu'une eau est d'autant plus dense qu'elle possède une plus grande quantité de substances salines.

Le poids du résidu salin a été déterminé en faisant évaporer 500 grammes d'eau minéralisée dans un creuset de platine et chauffer à une température modérée au bain de sable jusqu'à ce que la balance n'accusât plus de perte. De cette manière, tous les bi-carbonates ont été convertis en carbonates neutres, et tous les sels deshydratés.

Les différentes sources que l'on rencontre à Châteauneuf fournissent des eaux minérales froides et des eaux minérales chaudes ou thermales, appartenant toutes à la classe des eaux *carbonatées acidules* et *ferrugineuses*.

ANALYSE QUALITATIVE.

Par l'ébullition, les eaux de Châteauneuf abandonnent de l'acide *carbonique*, de l'*oxygène* et de l'*azote*, et laissent pour résidu des *carbonates* de *chaux*, de *magnésie* et du *sulfate de chaux*.

Le papier bleu de tournesol vire au rouge d'une manière plus ou moins prononcée.

Le papier imprégné d'un sel soluble de plomb brunit dans l'eau de certaines sources : caractère qui indique la présence de l'acide *sulfhydrique* ou d'un *sulfure*.

L'infusion récente de noix de galle et la solution de cyanure rouge de potassium et de fer communiquent à l'eau, la première, une coloration lie de vin ; la seconde une coloration bleuâtre : caractères propres au *fer*.

Le nitrate d'argent, dans l'eau acidulée, décèle, par un abondant dépôt de chlorure d'argent, la présence du *chlore*.

Le chlorure de palladium, l'amidon et l'acide nitrique n'indiquent pas la présence de l'*iode*.

Le produit de l'évaporation d'un litre d'eau est insuffisant pour reconnaître la présence de l'*arsenic*. Mais en agissant sur le dépôt ocracé laissé sur le sol, on décèle sans peine la présence de ce métal.

L'oxalate d'ammoniaque précipite de l'oxalate de *chaux*, et dans la liqueur filtrée le phosphate d'ammoniaque donne un léger dépôt de phosphate ammoniaco-magnésien.

Le nitrate de baryte donne, avec l'eau acidulée, un précipité blanc de sulfate de baryte.

L'*acide sulfhydrique*, que l'on trouve dans quelques-unes, n'est jamais en quantité assez considérable pour précipiter la solution chlorhydrique d'acide arsénieux.

Tous les résidus des eaux de Châteauneuf, chauffés au bain de sable, ont fourni des traces bien évidentes de matière organique.

Enfin, au moyen des réactifs conseillés dans tous nos ouvrages classiques, et dont la description serait inutile ici, j'ai obtenu la certitude que ces eaux contenaient en outre : de la *potasse*, de la *soude*, de la *lithine*, de l'*alumine*, de l'*acide silicique* et de l'*acide crénique*.

PREMIÈRE PARTIE

EAUX MINÉRALES FROIDES

Les eaux froides de Châteauneuf et celles qui, à une température plus élevée, sont néanmoins prises en boisson, possèdent les caractères généraux suivants :

Elles sont limpides, incolores et inodores ; leur saveur est acidule et ferrugineuse. Leur température varie depuis 12 jusqu'à 33° centigrades ; toutes ont une action assez prononcée sur le papier de tournesol qu'elles rougissent. Nous aurons le soin, du reste, de signaler à chacune d'elles leur degré de sensibilité à ce réactif. L'azote, l'oxygène, l'acide carbonique, et plus rarement l'acide sulfhydrique, sont les gaz qu'on y rencontre à l'état de liberté. Dans toutes, la somme de l'azote est en quantité plus que nécessaire pour former avec l'oxygène de l'air atmosphérique proprement dit ; le gaz acide carbonique libre y varie depuis un demi jusqu'à un litre pour un litre d'eau ; de là leur grande digestibilité et la possibilité pour le plus grand nombre des buveurs d'en ingurgiter plusieurs litres sans en être le moins du monde incommodés. Elles perdent une petite quantité d'acide carbonique lorsqu'on agite vivement le vase qui les contient. Le fer s'y trouve en quantité variable, mais toujours assez considérable pour leur communiquer, comme nous l'avons déjà dit, la saveur dite ferrugineuse. J'ai fait un grand nombre d'expériences dans le but de découvrir la présence de l'iode et du brôme, tous mes résultats ont été négatifs. J'ai été d'autant plus surpris de cela que l'iode surtout a été trouvé dans ces derniers temps à peu près dans toutes les eaux minérales où on l'a recherché.

Elles contiennent de l'arsenic en quantité infinitésimale. Ainsi, le résidu d'un litre d'eau traité par l'appareil de Marsh ne nous a pas fourni de taches arsenicales. Pour reconnaître la présence de ce métal nous avons été obligé d'opérer avec le dépôt ocracé que l'eau abandonne sur le sol. Nous avons alors obtenu des indices certains de la présence d'arsenic.

Toutes renferment en dissolution une matière organique.

Les eaux minérales froides se conservent assez longtemps lorsqu'on les met dans des bouteilles bouchées ; elles supportent bien le transport, mais elles abandonnent, comme toutes celles qui contiennent du fer à l'état de bi-carbonate de protoxyde, quelques flocons rougeâtres d'hydrate ou même de carbonate de sesqui-oxyde de fer. Il nous a été donné de voir que le liége était en partie la cause de cette légère décomposition, car la même eau, placée depuis plusieurs mois dans un flacon bouché à l'émery, a à peine déposé de l'oxyde de fer. Quelques-unes d'entre elles, mises en bouteilles depuis quelque temps, répandent une odeur désagréable d'hydrogène sulfuré. Ce résultat paraît se lier à leur température; ainsi, les sources de Chevarier et de la Pyramide, qui sont les plus chaudes, présentent ce caractère à un haut degré. On se demande tout naturellement si cette odeur sulfurée provient de l'acide sulfhydrique ou bien d'un sulfure alcalin. Si l'on réfléchit que les eaux qui nous occupent, contiennent une assez grande proportion d'acide carbonique libre, on est porté à supposer que c'est plutôt à la présence de l'hydrogène sulfuré qu'à celle d'un sulfure quelconque qu'il faut attribuer leur odeur désagréable.

Maintenant ce gaz sulfhydrique est-il une partie constituante de l'eau minérale elle-même, ou bien résulte-t-il de la décomposition partielle de l'acide sulfurique par la matière organique? La quantité de gaz est en trop minime proportion pour qu'une pareille question puisse être résolue d'une manière satisfaisante; d'une autre part, nous n'avons pas trouvé, par nos analyses, que l'acide sulfurique, dans les eaux de cette catégorie, ait diminué d'une manière sensible, comparativement aux autres sources. La question est, comme on voit, d'une extrême délicatesse. Cependant nous avons lieu de croire que c'est bien à la conversion du sulfate alcalin en sulfure par la matière organique, puis en acide sulfhydrique par l'excès d'acide carbonique, qu'il faut attribuer la présence de ce gaz nauséabond dans certaines sources de Châteauneuf.

A part les sources de Chambon-Lacroix et de Chambon-Lagarenne, elles sourdent toutes, en bouillonnant, sur la rive gauche de la Sioule, c'est-à-dire des rochers granitiques.

Elles sont reparties dans les hameaux de la manière suivante :

Hameau du Coin. . . .	Source Désaix.
Hameau des Méritis.	Source de la Pyramide et buvette du Grand-Bain chaud.
Hameau de la Chaux.	Sources du Petit-Moulin et du Pavillon ou de Champfleuret.
Hameau des Bordats.	Sources du Petit-Rocher et de Chevarier.
Hameau du Chambon.	Sources de Chambon-Lacroix et de Chambon-Lagarenne.

Nous suivrons, pour les étudier, l'ordre que nous venons de faire connaître.

SOURCE DÉSAIX

Tout près du hameau du Coin, à un kilomètre environ de l'établissement principal, sur la rive gauche et à quelques mètres de la Sioule, on trouve la fontaine Désaix.

Cette source est dédiée à Désaix en raison de son voisinage avec la propriété (Ayat), appartenant autrefois à la famille Désaix, et dans laquelle on suppose que le général est né. Elle jaillit du pied de la montagne qui forme l'encaissement de la rivière.

Les nombreux dégagements de gaz acide carbonique et le dépôt rouge ocracé, que l'on remarque sur le sol, indiquent dans cet endroit la présence de plusieurs autres sources, qui, appartenant à une même nappe d'eau, se font jour de distance en distance, à travers les fentes des rochers.

Un robinet, fixé dans un massif de pierre, déverse l'eau dans un bassin où les buveurs viennent la puiser.

Prise au griffon, cette eau est froide, limpide, d'une saveur aigrelette et sensiblement ferrugineuse. Son action sur le papier de tournesol est peu prononcée.

Conservée dans des bouteilles bien bouchées, elle ne prend aucune mauvaise odeur, mais elle dépose une très-petite quantité d'hydrate de sesqui-oxyde de fer.

Son analyse, qui n'avait pas encore été exécutée, nous a fourni les résultats suivants :

Eau, 1 litre ou 1,0017 gr.

Température	16°5
Densité	1,0017 [1]
Résidu sec.	2,848
Azote	5cc 3
Oxygène.	1cc 1
Chlore.	0,244
Acide carbonique	3,509
Acide sulfurique..	0,141
Acide crénique	Indices.
Potasse	0,268
Soude.	0,879
Chaux..	0,200
Magnésie..	0,038
Lithine	Traces.
Alumine.	Indices.
Silice	0,103
Protoxyde de fer..	0,008
Arsenic..	Indices.
Matière organique.	Traces.
	5,390

Tous ces nombres, convertis en combinaisons salines anhydres, représentent :

Bi-carbonate de soude	1,612
— de potasse. . . .	0,519
A reporter. . . .	2,131

[1] L'eau distillée étant 1,000.

Report. . . .	2,131
Bi-carbonate de chaux.	0,516
— de magnésie . . .	0,121
— de protoxyde de fer.	0,018
Sulfate de soude.	0,250
Chlorure de sodium.	0,413
Arséniate de soude	Traces.
Crénate de fer	Traces.
Lithine	Traces.
Silice.	0,103
Alumine.	Indices.
Acide carbon. en excès. 0¹926	
et en poids.	1,835
	5,387

La source Désaix, en raison de son éloignement des divers établissements, et, disons-le aussi, des petites difficultés que l'on rencontre pour s'y rendre, surtout lorsque le temps est pluvieux, est peu suivie par les buveurs.

L'un des principaux hôtels met à profit la saveur piquante de cette eau pour la servir à table à la place d'eau ordinaire. La quantité de fer qu'elle renferme n'est pas assez forte pour décomposer le vin d'une manière sensible ; par son excès de gaz acide carbonique, elle se rapproche beaucoup de l'eau de Saint-Alban ou de Seltz légère.

SOURCE DE LA PYRAMIDE.

L'eau minérale de la Pyramide est située à 150 mètres environ de l'établissement des Grands - Bains chauds, sur la rive gauche et à 2 ou 3 mètres de la rivière. Cette source tire son nom d'une pierre en forme de pyramide qui la surmontait autrefois. Actuellement l'eau qui sourd du sol est captée dans un bac en pierre de taille que rien n'abrite, ou à peu près, des agents extérieurs. Elle est limpide, incolore, d'une saveur légèrement acidule et sensiblement sulfureuse. Son action sur le papier bleu de tournesol est peu prononcée. Elle dépose, sur les parois du réservoir, une matière organique verdâtre, molle, onctueuse, comme glaireuse, fuyant à la pression des doigts, dont les aréoles sont remplies de gaz acide carbonique et de gaz azote, et imprégnée d'une notable quantité d'oxyde de fer.

Cette eau ne conserve pas, avec le temps, les mêmes propriétés que lorsqu'elle est récemment puisée. Abandonnée dans des bouteilles bouchées, elle ne tarde pas à louchir et à répandre une odeur sulfureuse très-prononcée. Le dépôt d'oxyde de fer qu'elle forme sur le sol, ou dans les vases qui la contiennent, est très-peu abondant.

Son analyse a été déjà faite par Vallet et par M. Bertrand. Elle nous a fourni les résultats suivants :

Eau, 1 litre ou 1,0029 gr.

Température..	$25°$
Densité..	1,0029
Résidu sec.	3,216
Azote	7^{cc} 0
Oxygène.	0^{cc} 3
Chlore.	0,274
Acide sulfhydrique	Indices.
Acide carbonique..	3,189
Acide sulfurique	0,275
Acide crénique	Traces.
Potasse..	0,377
Soude.	1,021
Chaux.	0,249
Magnésie	0,075
Lithine..	Traces.
Alumine.	Indices.
A reporter.	5,460

Report	5,460
Silice	0,109
Protoxyde de fer..	0,019
Arsenic..	Traces.
Matière organique.	Traces.
	5,588

Tous ces nombres convertis en combinaisons salines anhydres représentent.

Bi-carbonate de soude..	1,580
— de potasse. . . .	0,730
— de chaux..	0,642
— de magnésie. . .	0,237
Bi-carbonate de protoxyde de fer.	0,042
Sulfate de soude.	0,485
Chlorure de sodium..	0,433
Arséniate de soude	Traces.
Crénate de fer.	Traces.
Lithine..	Indices.
Silice..	0,109
Alumine.	Indices.
Acide sulfhydrique libre. . .	Traces.
Acide carb. en excès. $0^1,665$ ou.	1,321
	5,579

La source de la Pyramide est peu suivie par les buveurs, son eau possède cependant, en raison de l'acide sulfhydrique, des propriétés bien caractérisées. Sous ce rapport elle se rapproche de la source de Chevarier, que nous ferons connaître plus bas.

FONTAINE OU BUVETTE DU GRAND BAIN CHAUD.

A l'établissement même du Grand Bain chaud est adossée une fontaine de laquelle coule une eau chaude que le médecin inspecteur ne conseille en boisson que dans des cas très-rares. Son degré de chaleur (**33°**) et la petite quantité d'acide sulfhydrique qu'elle contient, la rendent très-désagréable à boire et d'une digestion difficile. Une très-petite distance la sépare du bain Auguste et du Grand-Bain chaud, et tout porte à croire qu'elle appartient à la même nappe d'eau. Mais l'hydrogène sulfuré qu'elle contient en plus, annonce qu'elle prend, pour arriver sur le sol, une direction différente; peut-être même doit-elle sa mauvaise odeur à la décomposition de l'eau par des débris de végétaux enfouis dans le sol.

L'eau minérale qui nous occupe en ce moment a été analysée avec beaucoup de soin par M. Lecoq.

Son examen nous a donné :

Eau, 1 litre ou 1,0018 gr.

Température	33° 5
Densité.	1,0018
Résidu sec.	3,071
Azote	6^{cc} 0
Oxygène	1^{cc} 0
Chlore.	0,221
Acide sulfhydrique.	Indices.
Acide carbonique.	2,198
Acide sulfurique.	0,272
Acide crénique	Traces.
Potasse.	0,321
Soude.	0,892
Chaux.	0,148
Magnésie.	0,068
Lithine.	Indices.
Alumine.	Indices.
Silice	0,115
Protoxyde de fer.	0,001
Arsenic	Indices.
Matière organique.	Indices.
	4,236

2

Ces nombres donnent, lorsqu'on en forme des combinaisons salines :

Bi-carbonate de soude	1,279
— de potasse. . . .	0,621
— de chaux.. . . .	0,380
— de magnésie. . .	0,213
— de protoxyde de fer	0,022
Sulfate de soude.	0,483
Chlorure de sodium.	0,374
Arséniate de soude.	Traces.
Crénate de fer.	Traces.
Lithine.	Traces.
Silice..	0,115
Alumine.	Indices.
Acide sulfhydrique.	Indices.
Acide carb. en excès. 0^{1}334 ou	0,752
	4,239

SOURCE DU PETIT-MOULIN

En remontant le cours de la Sioule, et lorsqu'on se rend au hameau des Bordats, on trouve entre la rivière et le chemin, la source minérale du Petit-Moulin, nommée encore source Birard.

Cette source, encaissée dans un massif en maçonnerie, possède une saveur acidule et légèrement ferrugineuse. Son action sur le papier de tournesol est très-peu marquée. Elle abandonne pendant son parcours sur le sol une petite quantité d'oxyde de fer. Conservée dans des bouteilles bouchées, elle dépose quelques flocons rougeâtres, et elle répand une odeur assez prononcée d'hydrogène sulfuré.

Son analyse a été exécutée par M. Bertrand. Elle nous a donné les résultats suivants :

Eau, 1 litre ou 1,0016 gr.

Température.	15° 75
Densité.	1,0016

Résidu sec 2,288
Azote . . . . 3^{cc} 5
Oxygène . . . . 0^{cc} 5

Chlore. 0,180
Acide carbonique. 2,794
Acide sulfurique. 0,132
Acide crénique . . . . Traces.
Potasse.. 0,271
Soude 0,633
Chaux. 0,184
Magnésie. 0,079
Lithine.. . . . . Traces.
Alumine. . . . . Indices.
Silice 0,085
Protoxyde de fer. 0,027
Arsenic . . . . Indices.
Matière organique. . . . . . Traces.
                             —————
                               4,385

Ou les combinaisons salines suivantes :

Bi-carbonate de soude. 0,984
    —   de potasse. . . . 0,525
    —   de chaux 0,475
    —   de magnésie. . . 0,248
    —   de protoxyde de fer 0,062
Sulfate de soude. 0,234
Chlorure de sodium.. 0,304
Arséniate de soude. . . . . . Traces.
Crénate de fer. . . . . Traces.
Lithine . . . . Indices.
Silice 0,085
Alumine. . . . . Indices.
Acide carb. en excès. 0^1,740 ou 1,467
                             —————
                               4,384

L'eau du Petit-Moulin se rapproche d'une manière
sensible de l'eau du Petit-Rocher, que nous ferons connaître plus loin.

SOURCE DU PAVILLON OU DE CHAMPFLEURET.

La source qui fait le sujet de ce chapitre peut être considérée comme l'une des plus intéressantes de Châteauneuf.

Découverte depuis le mois de janvier 1854, cette eau minérale possède avec celle du Chambon, mais en quantité encore plus grande, une proportion de bi-carbonate de magnésie qui la rend précieuse pour certaines affections des voies digestives.

Elle se trouve dans un pâturage appelé Champfleuret, à 600 mètres de l'établissement principal, et à 100 mètres environ de la rivière. Elle jaillit des fissures des rochers qui bordent à droite le chemin conduisant au hameau des Bordats. L'eau paraît très-abondante dans cet endroit, car de toutes parts on voit le gaz acide carbonique se faire jour sur le sol.

Dans le moment où nous l'avons examinée, la source était captée dans un massif en maçonnerie à ciel ouvert. L'écoulement, qui avait lieu au moyen d'une cannelle, était déjà plus abondant que celui de toutes les autres sources froides, et le propriétaire se proposait de capter plusieurs filets avoisinants pour lui donner un débit encore plus considérable.

Prise à son point d'émergence, l'eau du Pavillon est claire, limpide, d'une saveur aigrelette bien prononcée. Son action sur le papier de tournesol est très-sensible; elle est la plus chargée en principes fixes et gazeux, sans trace d'acide sulfhydrique. Conservée pendant plusieurs mois dans des bouteilles bien bouchées, elle ne répand aucune mauvaise odeur et elle ne dépose pas de flocons d'hydrate d'oxyde de fer. Elle marque son passage sur le sol par un dépôt assez abondant d'oxyde de fer. Exposée à l'air en couches minces, elle ne tarde pas à se troubler; elle abandonne alors une certaine quantité de carbonate de magnésie (magnésie blanche), peut-être aussi de carbonate de chaux, provenant de la décomposition spontanée des bi-carbonates de ces bases; aussi les buveurs ne sont-ils pas peu étonnés de voir leurs verres, lorsqu'ils sont secs, se tapisser d'une couche blanchâtre, d'autant plus persistante que l'émail des vases a été plus enlevé par l'usage.

Son analyse n'a pas encore été exécutée. Voici les résultats que nous en avons obtenus :

Eau, 1 litre ou 1,0035 gr.

Température	16°
Densité	1,0035
Résidu desséché	3,480
Azote	$2^{cc}3$
Oxygène	$0^{cc}5$
Chlore	0,223
Acide carbonique	4,327
Acide sulfurique	0,220
Acide crénique	Traces.
Potasse	0,461
Soude	0,995
Chaux	0,292
Magnésie	0,139
Lithine	Traces.
Alumine	Indices.
Silice	0,092
Protoxyde de fer	0,072
Arsenic	Traces.
Matière organique	Traces.
	6,821

Ces substances exposées en combinaisons salines peuvent se représenter ainsi :

Bi-carbonate de soude	1,620
— de potasse. . . .	1,089
— de chaux.. . . .	0,750
— de Magnésie. . .	0,435
— de protoxyde de fer	0,016
Sulfate de soude.	0,391
Chlorure de sodium	0,377
Arséniate de soude.	Traces.
Crénate de fer.	Traces.
Lithine.	Indices.
Silice	0,092
Alumine.	Indices.
Acide carb. en excès. 1.1, 004 ou	1,986
	6,756

L'eau de cette source est la plus minéralisée de toutes. Mais tout porte à croire qu'après un certain temps elle changera légèrement de composition, car c'est le propre de toutes les eaux minérales de contenir plus de principes fixes dans le premier temps de leur jaillissement.

SOURCE DU PETIT-ROCHER

L'eau minérale du Petit-Rocher possède la plupart des propriétés physiques et chimiques de l'eau de la source Désaix. Comme elle, elle est très-limpide, incolore, inodore, d'une saveur acidule et sensiblement ferrugineuse, et pétille, lorsqu'on l'agite, en dégageant du gaz acide carbonique ; elle rougit très-faiblement le papier bleu de tournesol, et abandonne par son parcours sur le sol une petite quantité d'oxyde de fer.

La source du Petit-Rocher est située à un kilomètre environ de l'établissement des grands bains chauds, à

300 mètres de la Sioule, et à une très-petite distance du ruisseau le Cube.

L'eau jaillit au pied et des interstices du rocher sur lequel est bâti l'hôtel du Petit-Rocher; une cannelle, placée dans un massif en maçonnerie, permet de la recueillir à volonté; enfin, elle est renfermée dans un petit bâtiment qui la met à l'abri des agents extérieurs.

Le filet d'eau qui s'écoule n'est pas très-considérable, et, au dire de quelques personnes qui fréquentent depuis un certain nombre d'années les eaux de Châteauneuf, l'écoulement tendrait à diminuer de jour en jour; mais il suffit d'examiner les lieux pour se convaincre qu'au moyen de quelques travaux, il serait facile de lui rendre le débit qu'elle a perdu. Il s'agirait pour cela de capter plusieurs autres filets qui sourdent tout autour du griffon.

L'eau du Petit-Rocher se conserve parfaitement dans des bouteilles bien bouchées, c'est à peine si elle dépose quelques flocons d'oxyde de fer; aussi le propriétaire met-il cette propriété à profit pour l'expédier au dehors; il nous a été donné de voir que le transport ne lui faisait subir aucune modification importante.

Son analyse a été faite qualitativement par M. Bertrand. Voici, de notre côté, les résultats que nous avons obtenus.

Eau, 1 litre ou 1,016 gr.

Température	21° 5
Densité.	1,0016
Résidu desséché.	2,340
Azote.	4cc 1
Oxygène.	0cc 7
Chlore.	0,154
A reporter.	0,154

Report. . . .	0,154
Acide carbonique	3,030
Acide sulfurique	0,153
Acide crénique	Traces.
Potasse.	0,296
Soude.	0,465
Chaux.	0,212
Magnésie.	0,040
Lithine	Traces.
Alumine.	Indices.
Silice.	0,100
Protoxyde de fer.	0,018
Arsenic	Indices.
Matière organique.	Traces.
	4,468

Tous ces nombres, convertis en combinaisons salines, représentent :

Bi-carbonate de soude	0,528
— de potasse. . . .	0,539
— de chaux	0,545
— de magnésie. . .	0,126
— de protoxyde de fer	0,042
Sulfate de soude.	0,271
Chlorure de sodium	0,283
Arséniate de soude.	Traces.
Crénate de fer.	Traces.
Lithine..	Traces.
Silice	0,100
Alumine.	Indices.
Acide carb. en excès. 1 ^{1}, 023 ou	2,024
	4,458

La source du Petit-Rocher est la plus fréquentée de Châteauneuf. Dès quatre heures du matin, baigneurs et buveurs s'y rendent pour boire, les premiers avant et après le bain, quelques-uns s'en font même apporter dans le bain de la Rotonde ou dans le bain du Petit Rocher, qui sont très-voisins de la source; les seconds en

ingurgitent un verre toutes les dix ou quinze minutes,
et cela pendant une heure ou une heure et demie. Cette
excursion matinale, faite en compagnie, par un chemin
fort agréable, et l'action digestive des eaux ne contri-
buent pas peu à exciter l'appétit qui est en général très-
grand à l'heure du déjeuner.

SOURCE DE CHEVARIER

A quelques pas de la fontaine du Petit-Rocher, et en
remontant le cours du ruisseau le Cube, on trouve la
source de Chevarier.

Cette source tire son nom de l'ancien possesseur des
eaux thermales de Châteauneuf, M. Chevarier, auquel
cet établissement est redevable d'une partie de sa pros-
périté. Elle paraît être connue depuis très-longtemps.
Dans l'origine elle servait de bain ; on voit encore sur
le point culminant du rocher, à la base duquel elle
sourd, les ruines d'un cabinet qui renfermait une seule
baignoire. Actuellement l'eau sert de buvette, sa température (30°) et son faible débit ne lui permettant pas
d'être employée à l'usage des bains. Tout porte à croire
que cette source donnait autrefois une eau plus chaude.
Nous sommes d'autant plus portés à faire cette suppo-
sition, que la composition chimique a changé d'une manière notable. Ainsi tandis qu'un litre d'eau contenait,
d'après Vallet, 3,378 de principes fixes, la même quantité de liquide ne m'a plus donné que 1,588.

L'eau de Chevarier jaillit de la base du même rocher
qui produit la source du Petit-Rocher. La source est
captée dans un massif en maçonnerie, fermant au moyen
d'une porte ; une cannelle en bois déverse l'eau au
dehors.

Prise à son point d'écoulement, l'eau est incolore, d'une saveur acidule, sensiblement sulfureuse et désagréable. Son action sur le papier bleu de tournesol est très-peu sensible, elle abandonne par son parcours sur le sol une petite quantité d'oxyde de fer. Une pièce de monnaie de cuivre ou d'argent, mouillée avec cette eau, ne tarde pas à prendre une couleur brune qui annonce la formation d'un sulfure métallique. Lorsqu'on l'agite vivement, elle dégage de l'acide carbonique; mise en bouteille depuis un certain temps, elle louchit assez rapidement, répand une odeur très-prononcée d'hydrogène sulfuré, et enfin laisse déposer quelques flocons rougeâtres.

L'eau de cette source a été examinée qualitativement par M. Bertrand. Voici les résultats que nous avons obtenus de son analyse quantitative.

Eau, 1 litre ou 1,0014 gr.

Température	30°
Densité.	1,0014
Résidu desséché.	1,580
Azote	4^{cc} 9
Oxygène.	0,4
Chlore.	0,101
Acide carbonique	2,399
Acide sulfhydrique.	Indices.
Acide sulfurique.	0,105
Acide crénique	Traces.
Potasse.	0,220
Soude.	0,471
Chaux.	0,088
Magnésie.	0,032
Lithine.	Traces.
Alumine.	Indices.
Silice	0,078
A reporter.	3,494

Report. . . .	3,494
Protoxyde de fer.	0,043
Arsenic	Indices.
Matière organique.	Traces.
	3,539

Ces substances converties en combinaisons salines donnent.

Bi-carbonate de soude	0,773
— de potasse. . . .	0,426
— de chaux.	0,228
— de magnésie. . .	0,101
— de protoxyde de fer	0,010
Sulfate de soude.	0,186
Chlorure de sodium	0,173
Arséniate de soude.	Traces.
Crénate de fer.	Traces.
Lithine	Traces.
Silice	0,078
Alumine.	Indices.
Acide carb. en excès. $0^1,763$ ou	1,512
Acide sulfhydrique libre . . .	Indices.
	3,487

Le source de Chevarier, en raison de la température et de la saveur sulfureuse de son eau, est peu suivie par les buveurs. C'est seulement dans quelques cas particuliers que le médecin la conseille.

SOURCES DU CHAMBON.

A deux kilomètres environ de l'établissement des Grands-Bains chauds, en remontant le cours de la Sioule, on trouve près du hameau du Chambon, sur la rive droite de la rivière et à une petite distance l'une de l'autre, deux sources d'eaux minérales que l'on distingue sous les noms de Chambon-Lacroix et de Chambon-Lagarenne. Elles sourdent au pied du coteau de Lagarenne, et à quelques mètres de la rivière.

SOURCE DE CHAMBON-LACROIX.

La source de Chambon-Lacroix, que quelques personnes désignent encore sous le nom de fontaine Pracros, est la plus rapprochée du hameau; elle possède, d'après mes analyses, une composition qui la rapproche un peu de la source du Pavillon. Elle est renfermée dans un bâtiment demi-circulaire qui la met tout à fait à l'abri des vicissitudes atmosphériques et des infiltrations d'eaux étrangères.

L'eau jaillit en bouillonnant de la base des rochers excessivement élevés en cet endroit. Elle est captée à son point d'émergence dans un bac en pierre circulaire où les personnes viennent la puiser pour la boire sur place ou pour l'emporter. Son écoulement est de 150 litres à l'heure.

Sa saveur est fortement acidule et ferrugineuse, son odeur nulle. Elle dépose sur les parois du réservoir ou sur le sol où elle coule un sédiment ocracé assez considérable. Son action sur le papier bleu de tournesol est très-sensible. Mise en bouteille et abandonnée à elle-même pendant un certain temps, elle se conserve parfaitement bien; il se forme seulement un léger dépôt d'hydrate de sesqui-oxyde de fer, qui provient de la décomposition spontanée d'une petite quantité de bicarbonate de fer.

De même que la source du Pavillon, elle laisse, mais en proportion moindre, sur les parois du verre avec lequel on la puise, une couche très-mince de carbonates de chaux et de magnésie.

Cette eau a été analysée quantitativement par Salneuve. Voici les résultats que nous avons obtenus :

Eau 1 litre ou 1,0015 gr.

Température.	19,5
Densité	1,0015
Résidu desséché.	2,008
Azote.	9cc 4
Oxygène.	2cc 7
Chlore.	0,103
Acide carbonique	3,097
Acide sulfurique.	0,071
Acide crénique	Traces.
Potasse	0,196
Soude.	0,566
Chaux.	0,274
Magnésie.	0,113
Lithine.	Indices.
Alumine.	Traces.
Silice	0,010
Protoxyde de fer.	0,022
Arsenic..	Traces.
Matière organique.	Traces.
	4,452

Toutes ces substances représentent les combinaisons salines suivantes :

Bi-carbonate de soude.	0,757
— de potasse. . . .	0,379
— de chaux	0,706
— de magnésie. . .	0,356
— de protoxyde de fer	0,050
Sulfate de soude.	0,126
Chlorure de sodium	0,175
Arséniate de soude.	Traces.
Crénate de fer.	Traces.
Lithine	Indices.
Silice	0,010
Alumine.	Traces.
Acide carb. en excès. 0¹ 905 ou	1,881
	4,440

Les sources minérales sont très-abondantes dans cette partie. Pour les utiliser, le propriétaire faisait construire, au moment où nous avons séjourné à Châteauneuf (fin juillet 1854), un grand bâtiment dans lequel il se propose de les faire servir en bains après avoir fait chauffer l'eau au bain-marie.

SOURCE DE CHAMBON-LAGARENNE.

La source de Chambon-Lagarenne se trouve à une petite distance de la précédente, en remontant le cours de la Sioule; elle sourd au milieu d'un pâturage qui joint la rivière à droite.

L'analyse de cette eau minérale a été faite par Trahan et par Vallet. Le poids des principes fixes indiqué dans leurs Mémoires montre qu'elle diffère très-peu de la source Chambon-Lacroix.

Nous aurions été heureux de vérifier ces résultats. Mais à l'examen superficiel que nous avons fait de cette source, il nous a été démontré de suite qu'il était impossible d'obtenir de l'eau parfaitement pure.

Dans son *Essai sur les eaux de Châteauneuf*, Salneuve annonce que cette source est captée dans un petit puits circulaire dont les parois sont tapissées d'un sédiment brun foncé.

Actuellement, la source possède à peine les vestiges d'une construction quelconque. Rien ne la garantit plus de l'intempérie des saisons et des eaux avoisinantes. Aussi la crainte de donner des résultats inexacts, en opérant avec de l'eau minérale mélangée à de l'eau douce, nous a-t-elle fait négliger cette analyse.

Il est bien à regretter que le propriétaire n'ait rien

fait pour isoler cette source d'une manière complète,
car Salneuve la signale comme dégageant une quantité
énorme d'acide carbonique.

DEUXIÈME PARTIE

EAUX THERMALES

Les eaux thermales de Châteauneuf sont réparties
de la manière suivante dans deux hameaux assez éloi-
gnés l'un de l'autre :

Hameau des Meritis.   Sources du Grand-Bain chaud,
du bain Auguste, du bain
Julie et du Bain tempéré.

Hameau des Bordats.   Sources du bain du Petit-
Rocher et du bain de la
Rotonde.

Les différentes sources qui alimentent les piscines
de Châteauneuf possèdent la plupart des propriétés chimiques des sources minérales froides. Elles appartien-
nent à la même classe, et leur action sur le papier de
tournesol est la même. Elles dégagent incessamment,
par suite de leur température et de la grande compres-
sion qu'elles subissent dans le sein de la terre, une
grande quantité d'acide carbonique mêlé d'azote et
d'oxygène. Ces eaux déposent sur les parois des piscines et sur le sol où elles coulent, une matière rouge

ocracée, formée en partie d'oxyde de fer et de sulfate de chaux. La proportion de fer qu'elles contiennent en dissolution est assez grande pour leur communiquer la saveur dite ferrugineuse et pour teindre en jaune, après quelque temps, les peignoirs des baigneurs. On a remarqué, à cet effet, que le tissu de coton s'imprégnait plus rapidement d'oxyde de fer que celui de fil. Leur température varie depuis 25 jusqu'à 37°,5 centigrades. Salneuve a observé que la température était plus élevée, et le dégagement de gaz acide carbonique plus abondant, toutes les fois que le baromètre indiquait une diminution dans la pression atmosphérique.

Toutes contiennent de l'arsenic en proportion excessivement minime.

Les réactifs ne nous ont pas permis d'y découvrir la présence de l'iode et du brôme.

A leur point d'émergence, les eaux thermales qui nous occupent sont parfaitement claires; mais après quelques instants de séjour dans les piscines, elles louchissent sensiblement. Dans toutes, on rencontre une matière organique qui paraît être la cause principale de leur décomposition, lorsqu'elles sont conservées dans des bouteilles bouchées; elles ne tardent pas alors à répandre une odeur désagréable d'hydrogène sulfuré.

Le produit des différentes sources est assez abondant pour alimenter plusieurs piscines et pour permettre d'une manière incessante le renouvellement de l'eau. Celle-ci sourd des fissures des rochers qui forment le sol même des piscines. Il en résulte l'avantage que les baigneurs jouissent de toute la chaleur native de la source, et que l'eau, n'ayant pas de conduits à traverser, ainsi que cela se voit dans plusieurs de nos établissements thermaux, n'abandonne pas une partie de sa vapeur, dont l'efficacité n'est mise en doute par aucun médecin.

<h2 style="text-align:center">SOURCE THERMALE DU GRAND-BAIN CHAUD.</h2>

La source thermale du Grand-Bain chaud forme, avec quelques autres décrites plus bas, l'établissement principal ou des Méritis. C'est elle qui possède la température la plus élevée. Elle est située sur la rive gauche et au bord de la rivière de Sioule, au rez-de-chaussée d'un bâtiment construit dans l'année 1834, et dans lequel sont renfermés le salon de réunion, le café et un certain nombre de chambres pour les étrangers.

Cet établissement possède deux belles piscines, séparées par un mur en maçonnerie; l'une sert pour le bain des hommes, l'autre pour le bain des femmes. L'eau thermale qui les alimente se fait jour à plusieurs endroits différents, à travers les fissures des rochers. L'écoulement donne 160 litres d'eau à la minute; aussi le renouvellement s'y fait-il assez facilement. Les deux piscines mettent trois heures environ pour se remplir. Chaque salle possède deux douches.

L'eau du Grand-Bain chaud à son point d'émergence est parfaitement limpide et incolore, mais, vue en masse dans la piscine, elle paraît louche. Sa saveur est acidule, salée et très-légèrement ferrugineuse. Elle rougit à peine le papier de tournesol, et abandonne sur le sol un dépôt rougeâtre formé en partie d'oxyde de fer.

Elle a été analysée quantitativement par Vallet et par MM. Lecoq et Nivet. Les résultats obtenus par ces der-

niers chimistes diffèrent notablement des nôtres ; voici
son analyse d'après nous :

Eau, 1 litre ou 1,0018 gr.

Température	37,5
Densité	1,0018
Résidu desséché.	3,071
Azote	5cc 8
Oxygène.	1cc 3
Chlore.	0,233
Acide carbonique	2,666
Acide sulfurique.	0,267
Acide crénique	Traces.
Potasse.	0,279
Soude.	0,900
Chaux.	0,122
Magnésie.	0,065
Lithine.	Traces.
Alumine.	Indices.
Silice	0,101
Protoxyde de fer.	0,027
Arsenic	Traces.
Matière organique.	Traces.
	4,660

qui représentent lorsqu'on en forme des combinaisons
salines :

Bi-carbonate de soude.	1,296
— de potasse. . . .	0,540
— de chaux	0,314
— de magnésie. . .	0,204
— de protoxyde de fer	0,034
Sulfate de soude.	0,470
Chlorure de sodium	0,395
Arséniate de soude.	Traces.
Crénate de fer.	Indices.
Lithine.	Traces.
Silice	0,101
Alumine.	Indices.
Acide carb. en excès. 0l, 603 ou	1,495
	4,549

SOURCE THERMALE DU BAIN AUGUSTE.

A côté de la buvette et du Grand-Bain chaud, on rencontre dans un pavillon attenant au bâtiment dont nous venons de parler, la source du bain Auguste.

Elle est si rapprochée des deux sources précédentes et de celle du bain Julie qu'on ne peut s'empêcher de supposer qu'elle a la même origine et que sa composition chimique est aussi peu différente; cependant la température de son eau est un peu moins élevée, ce qui explique, avec les erreurs inévitables dans ce genre d'analyse, la différence que nous avons trouvée dans la somme de ses principes fixes.

L'eau qui jaillit est incolore, d'une saveur acidule e légèrement ferrugineuse, mais, exposée à l'air, elle ne tarde pas à se troubler.

Voici les résultats de son analyse:

Eau, 1 litre ou 1,0027 gr.

Température.	32° c.
Densité	1,0027
Résidu desséché.	3,154
Azote	4^{cc} 2
Oxygène.	1^{cc} 1
Chlore.	0,265
Acide carbonique	2,549
Acide sulfurique.	0,244
Acide crénique	Traces.
Potasse	0,259
Soude.	0,971
Chaux.	0,174
Magnésie.	0,066
Lithine	Traces.
A Reporter.	4,525

Report	4,525
Alumine.	Traces.
Silice	0,122
Protoxyde de fer.	0,014
Arsenic	Traces.
Matière organique.	Traces.
	4,661

Ces substances, converties en combinaisons, représentent :

Bi-carbonate de soude	1,454
— de potasse. . . .	0,498
— de chaux	0,448
— de magnésie. . .	0,209
— de protoxyde de fer	0,032
Sulfate de soude.	0,428
Chlorure de sodium	0,449
Arséniate de soude.	Traces.
Crénate de fer.	Traces.
Lithine	Traces.
Silice	0,122
Alumine.	Traces.
Acide carb. en excès. $0^1,514$ ou	1,019
	4,659

La source du bain Auguste, alimente une seule piscine dans laquelle elle jaillit par les fissures des rochers,
il n'existe qu'une douche située à côté même de la
piscine.

Les piscines du Bain-Chaud et du bain Auguste se
vident en même temps au moyen d'une pompe aspi-
rante. Pour faciliter cette opération on a établi, dans
le mur de séparation des deux établissements, un canal
de communication qui déverse l'eau du bain Auguste
dans la piscine du Bain-Chaud. Lorsque les deux piscines sont vidées et nettoyées, on intercepte toute communication au moyen d'une soupape.

SOURCE THERMALE DU BAIN JULIE.

Le bain Julie et le Bain-Tempéré que nous ferons connaître tout à l'heure, sont renfermés dans un édifice qui porte le nom d'établissement des bains César.

Ce bâtiment est situé à quelques pas du Grand-Bain chaud, de la Buvette et du bain Auguste, dont nous venons de parler.

Le bain Julie ne contient qu'une piscine et une douche qui servent pour les deux sexes, mais à des heures différentes.

L'eau au griffon est incolore, transparente, d'une saveur acidule et un peu ferrugineuse, mais, vue dans la piscine, elle paraît un peu louche; elle laisse sur le sol, ou sur les parois du réservoir, un dépôt ocracé assez abondant.

La source qui se fait jour, principalement vers le mur du bâtiment, donne vingt litres d'eau à la minute. La piscine, qui peut contenir dix personnes environ, exige trois heures pour se remplir complétement.

D'après les observations de M. Penissat, l'eau viendrait en partie par des conduits souterrains de la source du Grand-Bain chaud. Il est certain que la vidange de l'un de ces bains occasionne, dans le volume de l'autre, une diminution considérable.

Son analyse, qui n'a pas encore été exécutée, nous a fourni les résultats suivants :

Eau, 1 litre ou 1,0017 gr.

Température.	32° c.
Densité	1,0017
Résidu desséché	2,896
Azote	4^{cc} 1
Oxygène.	0^{cc} 7

Chlore.	0,241
Acide carbonique	3,574
Acide sulfurique.	0,249
Acide crénique.	Traces.
Potasse	0,299
Soude.	0,920
Chaux.	0,152
Magnésie	0,061
Lithine	Traces.
Alumine.	Traces.
Silice	0,126
Protoxyde de fer.	0,016
Arsenic	Traces.
Matière organique	Traces.
	5,638

Toutes ces substances, converties en combinaisons, représentent :

Bi-carbonate de soude	1,352
— de potasse	0,575
— de chaux	0,391
— de magnésie	0,191
— de protoxyde de fer	0,036
Sulfate de soude.	0,442
Chlorure de sodium	0,411
Arséniate de soude.	Traces.
Crénate de fer.	Traces.
Lithine.	Traces.
Silice	0,126
Alumine.	Traces.
Acide carb. en excès. 0^1,736 ou	1,457
	4,981

SOURCE THERMALE DU BAIN-TEMPÉRÉ.

La source du Bain-Tempéré, désignée encore sous le nom de Chardonnet, est située, ainsi que nous l'avons déjà dit, dans le même bâtiment que la source Julie. Elle alimente deux piscines séparées par un mur en maçonnerie. Comme la division a été faite vers le milieu du bouillon, il en résulte que l'eau se répartit également et en même temps dans les deux récipients.

Cette source est séparée de dix à douze mètres au plus de la source Julie, et cependant elle paraît être tout à fait distincte. Ainsi, la vidange de la piscine Julie ne fait subir aucun changement dans le volume des siennes.

Ces piscines peuvent contenir chacune de quatorze à quinze personnes; la source fournit de 90 à 100 litres d'eau à la minute. Aussi le renouvellement y est-il assez prompt. Trois douches sont attachées à cet établissement.

De même que pour les précédentes, l'eau jaillit des interstices des rochers qui forment le sol des piscines. Son aspect est légèrement louche, la saveur acidule et ferrugineuse. Elle marque son passage sur le sol ou sur les parois des piscines par un dépôt ocracé d'oxyde de fer.

L'eau de cette source a été analysée par M. Lecoq.

Voici les nombres que nous avons obtenus:

Eau, 1 litre ou 1,0020 gr.

Température.	35° c.
Densité.	1,002
Résidu desséché.	3,080
Azote.	2^{cc} 6
Oxygène.	0^{cc} 6
Chlore.	0,267
Acide carbonique.	2,746
Acide sulfurique.	0,265
Acide crénique.	Traces.
Potasse	0,285
Soude.	0,922
A reporter.	4,485

Report.	4,485
Chaux.	0,156
Magnésie.	0,067
Lithine	Traces.
Alumine.	Traces.
Silice	0,121
Protoxyde de fer	0,012
Arsenic	Traces.
Matière organique.	Traces.
	4,841

Qui représentent en sels anhydres :

Bi-carbonate de soude	1,288
— de potasse	0,551
— de chaux.	0,401
— de magnésie . . .	0,212
— de protoxyde de fer	0,027
Sulfate de soude.	0,470
Chlorure de sodium	0,451
Arséniate de soude.	Traces.
Crénate de fer	Traces.
Lithine.	Traces.
Silice	0,121
Alumine.	Traces.
Acide carb. en excès. 0^l,664 ou	1,318
	4,839

SOURCE THERMALE DU PETIT-ROCHER.

Dans le hameau des Bordats, sur le bord à gauche
du ruisseau le Cube, et à quelques pas de l'eau minérale froide du Petit-Rocher, se trouve le bain du Petit-
Rocher, dit encore bain des Galeux et bain Mossier.

La source est renfermée dans un bâtiment et alimente deux piscines séparées par un mur en maçonnerie. Il y a quelques années encore il n'existait qu'une

seule piscine dans laquelle les deux sexes prenaient leur bain en même temps. Chaque salle possède deux douches.

Le griffon est placé dans la piscine des hommes, il fournit à la minute 70 à 75 litres d'eau, marquant 24 à 25° centigrades. Comme dans cet état elle ne pourrait servir en bain, le propriétaire en fait chauffer au bain-marie, vers 45 ou 50°, une certaine quantité, qu'il déverse ensuite dans la piscine. Il ramène par ce moyen toute la masse du liquide à la température de 30 à 35° cent. On conçoit alors ce qui se passe : l'eau subissant une élévation de température qui ne lui permet pas de conserver tout son gaz carbonique en dissolution, le laisse dégager en si grande abondance que les employés sont obligés d'agiter l'air de temps à autre avec des serviettes. Si l'on tarde trop à prendre cette précaution, l'air devient irrespirable au point d'incommoder les baigneurs.

L'eau du bain du Petit-Rocher est incolore à son point d'émergence; mais après quelques instants d'exposition à l'air elle louchit d'une manière sensible, elle répand une odeur sulfureuse assez prononcée ; sa saveur est acidule. Elle dépose sur les parois des piscines et sur le sol un dépôt brun rougeâtre d'oxyde de fer, et si la langue ne permet pas de percevoir dans l'eau la saveur ferrugineuse, c'est que celle-ci se trouve masquée par la présence de l'hydrogène sulfuré.

Vallet et Salneuve ont fait l'analyse de cette eau.

De notre côté, nous avons obtenu les résultats suivants :

Eau, 1 litre ou 1,0016 gr.

Température. . . . .   25° c.
Densité   1,0016

Résidu desséché	2,364
Azote	$3^{cc} 5$
Oxygène.	$0^{cc} 2$

Chlore.	0,201
Acide carbonique	2,350
Acide sulfhydrique.	Indices.
Acide sulfurique.	0,179
Acide crénique.	Traces.
Potasse.	0,222
Soude.	0,704
Chaux.	0,158
Magnésie.	0,035
Lithine	Traces.
Alumine.	Indices.
Silice	0,095
Protoxyde de fer.	0,010
Arsenic	Indices.
Matière organique	Traces.
	3,974

qui représentent en sels anhydres :

Bi-carbonate de soude	0,915
— de potasse.	0,430
— de chaux	0,408
— de magnésie . . .	0,175
— de protoxyde de fer	0,022
Sulfate de soude.	0,428
Chlorure de sodium	0,340
Arséniate de soude.	Traces.
Crénate de fer	Traces.
Silice..	0,095
Alumine.	Traces.
Acide carb. en excès. 0^l, 583 ou	1,155
Acide sulfhydrique.	Indices.
	3,968

SOURCE THERMALE DE LA ROTONDE.

La source qui alimente le bain de la Rotonde est encore située au hameau des Bordats, sur la rive droite du ruisseau le Cube, sur la rive gauche et à 150 mètres environ de la rivière de la Sioule, et à quelques mètres des sources minérales de Chevarier et du Petit-Rocher.

Elle tire son nom de la forme d'un édifice circulaire dans lequel elle existait autrefois. Mais actuellement, elle est renfermée dans un bâtiment quadrangulaire dont la construction remonte à vingt ans au plus.

L'eau thermale de la Rotonde jaillit du milieu d'une belle piscine qui peut réunir 20 à 22 personnes. La salle qui la contient est vaste, très-élevée et jouit par cela même de tous les avantages d'une bonne aération. Il n'existe pas de douche qui, cependant serait très-nécessaire. Au sortir du griffon, l'eau produit un mouvement ascensionel assez considérable. La source fournit de 80 à 85 litres d'eau à la minute ; aussi la piscine ne met-elle pas plus de deux heures pour se remplir complétement.

L'eau, au moment où elle sourd, est limpide, incolore, inodore, d'une saveur acidule et légèrement ferrugineuse ; mais par suite de son exposition à l'air et au fur et à mesure qu'elle perd de l'acide carbonique, elle devient louche, grasse, comme onctueuse au toucher. Le sol sur lequel elle coule se recouvre d'un sédiment rouge ocracé : elle a été analysée qualitativement par M. Bertrand.

Voici les résultats que son analyse nous a fournis :

Eau, 1 litre ou 1,0016 gr.

Température.	29° c.
Densité	1,0016
Résidu desséché	2,300
Azote	4^{cc} c
Oxygène.	1^{cc} 2
Chlore.	0,222
Acide carbonique	3,033
Acide sulfurique.	0,167
Acide crénique.	Traces.
Potasse.	0,343
Soude	0,782
Chaux	0,101
Magnésie.	0,046
Lithine.	Traces.
Alumine.	Indices.
Silice	0,095
Protoxyde de fer.	0,012
Arsenic	Traces.
Matière organique	Indices.
	4,801

Qui représentent en sels anhydres :

Bi-carbonate de soude	1,209
— de potasse.	0,664
— de chaux	0,257
— de magnésie. . . .	0,145
— de protoxyde de fer	0,028
Sulfate de soude	0,296
Chlorure de sodium	0,375
Arséniate de soude.	Traces.
Crénate de fer	Traces.
Lithine.	Traces.
Silice	0,095
Alumine.	Traces.
Acide carb. en excès. 0^{l}, 873 ou	1,730
	4,799

L'eau de cette source n'a pas toujours la température que nous lui avons trouvée. Ainsi, Colin dit qu'en vendémiaire, an XI, elle marquait 28° R. Salneuve a affirmé qu'en 1831 elle n'avait plus que 25° R. Actuellement elle marque 23°, 2 R., qui correspondent à 29° centigrades. Sa température paraît donc décroître peu à peu.

En résumé, les piscines de Châteauneuf réunissent, quant au renouvellement de l'eau, des conditions que l'on ne trouve pas toujours dans certains de nos établissements thermaux.

Les cabinets où se donnent les douches, toutes descendantes, sont situés dans les salles des piscines. Cette disposition permet aux malades de passer de la douche au bain, *et vise versa*, sans aucun inconvénient.

La grande quantité d'eau qui alimente les treize piscines actuellement existantes, ne nécessite en aucune manière la création des baignoires. Tout le monde sait, en effet, que dans les baignoires l'eau minérale subit, par suite de son refroidissement, une modification dans sa composition chimique, partant dans ses propriétés curatives.

Enfin la température différente des sources permet au médecin inspecteur d'administrer les bains suivant le genre de maladie, l'âge et le tempérament du sujet.

Là se terminent les recherches que nous avons entreprises.

Les sources minérales et thermales de Châteauneuf, par leur nombre, leur position, leurs propriétés physiques et chimiques, et enfin par les services qu'elles rendent à la thérapeutique, viennent, nous ne craignons pas de le dire, se placer au premier rang des eaux minérales dont la partie centrale de la France est déjà si riche. Toutes nos analyses démontrent à cet égard qu'elles sont dignes d'attirer l'attention des médecins.

Les sources sont nombreuses et variées ; mais je le dis ici, à regret, les propriétaires de quelques-unes, ne se montrent peut être pas assez jaloux des richesses que la nature leur prodigue en si grande abondance. Il y aurait, par exemple, peu de chose à faire pour retirer du lit de la Sioule, deux belles sources thermales déjà en partie captées. Les travaux qu'on exécuterait s'opposeraient, par cela même, à ce que la rivière, dans les moments de crue, mélangeât cinq ou six fois pendant la saison, son eau douce avec celles des piscines. Cette négligence, outre qu'elle prive l'établissement de deux excellents moyens de guérison, cause un véritable préjudice aux étrangers qui sont obligés d'attendre plusieurs jours, pour se baigner, que la rivière ait repris son niveau habituel.

En voyant la grande quantité d'eau minérale qui s'écoule en pure perte à Châteauneuf, on se demande s'il ne serait pas utile de l'employer en douches froides, en un mot de créer des établissements hydrothérapiques à l'eau minérale, à l'instar de ceux qui existent en Allemagne.

Tout le monde sait que l'hydrothérapie est à l'eau froide ce que la douche proprement dite est à l'eau chaude. Ce système de médication, lorsqu'il est bien ordonné, constitue un moyen de guérison dont tous les jours nos médecins apprécient les bons résultats. Les substances salines que l'eau renferme ne feraient qu'augmenter, cela n'est pas douteux, l'action de l'eau douce et froide. Dejà les affusions d'eau de mer sont conseillées par bon nombre de médecins et avec des résultats très-satisfaisants. Nous sommes donc convaincu qu'au moyen de pompes aspirantes qui feraient rendre l'eau minérale, au fur et à mesure de son écoulement, dans des réservoirs disposés *ad hoc*, il serait très-facile de la faire servir à l'usage en question.

Ce que nous disons ici de Châteauneuf peut s'appliquer à tous nos établissements d'eaux minérales. Espérons qu'avec le temps on finira par rendre tout à fait justice à ce mode de guérison, et qu'on lui assignera dans la thérapeutique la place qu'il doit occuper.

TABLEAU

DE LA DENSITÉ, DE LA TEMPÉRATURE ET DES

DES DIFFÉRENTES SOURCES MINÉRALES

SYNOPTIQUE

SUBSTANCES CONTENUES DANS UN LITRE D'EAU

ET THERMALES DE CHATEAUNEUF.

NOMS DES SOURCES.	Fontaine DÉSAIX.	Fontaine DE LA PYRAMIDE	Buvette DU GRAND BAIN CHAUD.	GRAND BAIN CHAUD.	Bain AUGUSTE	Bain JULIE
Densité	1,0017	1,0029	1,0018	1,0018	1,0027	1,0027
Température	16° 5	25° c.	33° 5c.	37° c.	32° c.	32° c.
Azote	5cc 3	7cc	6cc	5cc 8	4cc 2	4cc 1
Oxygène	1cc	0cc 3	1cc	1cc 3	1cc 1	0cc 7
Chlore	0,244	0,274	0,221	0,223	0,265	0,241
Acide Carbonique	3,509	3,489	2,198	2,666	2,549	3,574
» Sulfurique	0,141	0,272	0,275	0,267	0,241	0,249
» Sulfhydrique	»	indices	indices	"	»	"
« Crénique	traces	traces	traces	traces	traces	traces
Potasse	0,268	0,377	0,321	0,279	0,259	0,299
Soude	0,879	1,021	0,892	0,900	0,971	0,920
Chaux	0,200	0,249	0,140	0,122	0,174	0,152
Magnésie	0,038	0,075	0,068	0,065	0,066	0,061
Alumine	traces	traces	traces	traces	traces	traces
Silice	0,103	0,109	0,115	0,101	0,122	0,120
Lithine	traces	traces	traces	traces	traces	traces
Protoxyde de fer	0,008	0,019	0,001	0,027	0,014	0,016
Arsenic	indices	indices	indices	indices	indices	indices
Matière organique	traces	traces	traces	traces	traces	traces
Totaux	5,390	5,588	4,236	4,660	4,661	5,638

NOMS DES SOURCES.	Bain TEMPÉRÉ.	Fontaine du petit MOULIN.	Fontaine du PAVILLON ou de Champfleuret	Bain du petit ROCHER	Fontaine du petit ROCHER	Fontaine CHEVALIER	Bain de la ROTONDE	Fontaine de CHAMBON LACROIX
Densité	1,0020	1,0016	1,0035	1,0016	1,0016	1,0014	1,0016	1,0015
Température	35° c.	15°75c	16° c.	25° c.	21°5c.	30° c.	29° c.	19° 5c.
Azote	2cc 9	3cc 5	2cc 3	3cc 5	4cc 1	4cc 9	4cc 3	9cc 4
Oxygène	0cc 6	0cc 5	0cc 5	0cc 2	0cc 8	0cc 4	1cc 2	2cc 7
Chlore	0,267	0,180	0,223	0,205	0,154	0,101	0,222	0,103
Acide Carbonique	2,746	2,794	4,327	2,350	3,030	2,399	3,033	3,097
» Sulfurique	0,265	0,132	0,220	0,179	0,153	0,105	0,167	0,071
» Sulfhydrique	"	»	«	indices	»	indices	»	»
« Crénique	traces	traces	traces	traces	traces	traces	traces	traces
Potasse	0,285	0,271	0,461	0,222	0,296	0,220	0,343	0,196
Soude	0,922	0,633	0,995	0,704	0,465	0,471	0,782	0,566
Chaux	0,150	0,134	0,202	0,158	0,212	0,088	0,101	0,274
Magnésie	0,067	0,079	0,139	0,055	0,040	0,032	0,046	0,113
Alumine	traces	traces	traces	traces	traces	traces	traces	traces
Silice	0,121	0,085	0,092	0,095	0,100	0,078	0,095	0,010
Lithine	traces	traces	traces	traces	traces	traces	traces	traces
Protoxyde de fer	0,012	0,027	0,072	0,010	0,018	0,045	0,012	0,022
Arsenic	indices	indices	indices	indices	indices	indices	indices	indices
Matière organique	traces	traces	traces	traces	traces	traces	traces	traces
Totaux	4,841	4,385	6,821	3,974	4,468	3,539	4,801	4,452

4

TABLEAU

DES DIVERSES COMBINAISONS

ATTRIBUÉES HYPOTHÉTIQUEMENT A 1 LITRE DE CHACUNE

NOMS DES SOURCES.	Fontaine DÉSAIX.	Fontaine de la Pyramide	Buvette du grand BAIN CHAUD	Grand BAIN CHAUD	Bain AUGUSTE
	Gramm.				
Acide carbonique libre	1,835	1,321	0,752	1,195	1,019
Acide sulfhydrique libre	»	traces	traces	"	"
Bi-carbonate de soude.	1,612	1,580	1,279	1,296	1,454
— de potasse	0,519	0,730	0,621	0,540	0,498
— de chaux.	0,516	0,642	0,380	0,314	0,448
— de magnésie.	0,121	0,237	0,213	0,204	0,209
— de protoxyde de fer. . .	0,018	0,042	0,022	0,034	0,032
Sulfate de soude	0,250	0,485	0,483	0,470	0,428
Chlorure de sodium. . . . . . . ,	0,413	0,433	0,374	0,395	0,449
Arséniate de soude	traces	traces	traces	traces	traces
Crénate de fer.	indices	indices	indices	indices	indices
Silice.	0,103	0,109	0,115	0,101	0,122
Alumine.	traces	traces	traces	traces	traces
Lithine	traces	traces	traces	traces	traces
Matière organique . . . · . . .	indices	indices	indices	indices	indices
Poids des combinaisons salines anhydres. Les sels étant à l'état de bi-carbonates.	5,387	5,579	4,239	4,549	4,659
Poids des combinaisons salines anhydres trouvé par l'expérience. Les sels étant à l'état de bi-carbonates neutres.	2,848	3,216	3,071	3,082	3,154

SYNOPTIQUE

SALINES ANHYDRES.

DES EAUX MINÉRALES ET THERMALES DE CHATEAUNEUF

Bain JULIE.	Bain TEMPÉRÉ	Fontaine du petit MOULIN.	Fontaine du Pavillon ou de CHAMPFLEURET	Bain du petit ROCHER	Fontaine du petit ROCHER	Fontaine de Chevarier	Bain de la ROTONDE	Fontaine de CHAMBON-LACROIX
1,457	1,318	1,467	1,986	1,155	2,024	1,512	1,730	1,881
"	»	»	»	traces	"	traces	»	»
1,352	1,288	0,984	1,620	0,915	0,528	0,772	1,209	0,757
0,575	0,551	0,525	1,089	0,430	0,539	0,426	0,664	0,379
0,391	0,401	0,475	0,750	0,408	0,545	0,228	0,257	0,706
0,191	0,212	0,248	0,435	0,175	0,126	0,101	0,145	0,356
0,036	0,027	0,062	0,016	0,022	0,042	0,010	0,028	0,050
0,442	0,470	0,234	0,391	0,428	0,271	0,186	0,296	0,126
0,411	0,451	0,304	0,377	0,340	0,283	0,173	0,375	0,175
traces	traces	traces	traces	traces	traces	traces	traces	traces
indices	indices	indices	indices	indices	indices	indices	indices	indices
0,126	0,121	0,085	0,092	0,095	0,100	0,078	0,095	0,010
traces	traces	traces	traces	traces	tarces	traces	traces	traces
traces	traces	traces	traces	traces	traces	traces	traces	traces
indices	indices	indices	indices	indices	indices	indices	indices	indices
4,981	4,839	4,384	6,756	3,968	4,458	3,487	4,790	4,440
2,996	3,080	2,288	3,480	2,364	2,340	1,580	2,300	2,008

TABLE DES MATIÈRES

PREMIÈRE PARTIE

DEUXIÈME PARTIE